THIS JOURNAL BELONGS TO

_____

_____

_____

SU MO TU WE TH FR SA   DATE: _____

BREAKFAST:
_____
_____
_____
_____

LUNCH:
_____
_____
_____
_____

DINNER:
_____
_____
_____
_____

SNACKS: FRUITS/VEGGIES:
_____

WATER:

EXERCISES/ACTIVITIES:
_____
_____

SLEEP TIME: **WAKE UP TIME:**

HOW WAS MY DAY?
_____

HOW TO MAKE TOMORROW A BETTER DAY?
_____

SU MO TU WE TH FR SA   DATE: _____

BREAKFAST:
_____
_____
_____
_____

LUNCH:
_____
_____
_____
_____

DINNER:
_____
_____
_____
_____

SNACKS: FRUITS/VEGGIES:
_____
_____

WATER:

EXERCISES/ACTIVITIES:
_____
_____
_____
_____

SLEEP TIME: WAKE UP TIME:

HOW WAS MY DAY?
_____

HOW TO MAKE TOMORROW A BETTER DAY?
_____
_____

SU MO TU WE TH FR SA   DATE: _____

BREAKFAST:
_____
_____
_____
_____

LUNCH:
_____
_____
_____
_____

DINNER:
_____
_____
_____
_____

SNACKS: **FRUITS/VEGGIES:**
_____

WATER:

EXERCISES/ACTIVITIES:
_____
_____
_____

SLEEP TIME: **WAKE UP TIME:**

HOW WAS MY DAY?
_____

HOW TO MAKE TOMORROW A BETTER DAY?
_____

U MO TU WE TH FR SA   DATE: _____

BREAKFAST:
_____
_____
_____
_____

LUNCH:
_____
_____
_____
_____

DINNER:
_____
_____
_____
_____

SNACKS: **FRUITS/VEGGIES:**
_____
_____

WATER:

EXERCISES/ACTIVITIES:
_____
_____
_____

SLEEP TIME: **WAKE UP TIME:**

HOW WAS MY DAY?
_____

HOW TO MAKE TOMORROW A BETTER DAY?
_____

SU MO TU WE TH FR SA   DATE: _____

BREAKFAST:
_____
_____
_____

LUNCH:
_____
_____
_____

DINNER:
_____
_____
_____

SNACKS: _____ FRUITS/VEGGIES: _____
_____

WATER:

EXERCISES/ACTIVITIES:
_____
_____

SLEEP TIME: _____ WAKE UP TIME: _____

HOW WAS MY DAY?
_____

HOW TO MAKE TOMORROW A BETTER DAY?
_____

SU MO TU WE TH FR SA   DATE: _____

BREAKFAST: _____
_____
_____
_____

LUNCH: _____
_____
_____
_____

DINNER: _____
_____
_____

SNACKS: _____   FRUITS/VEGGIES: _____
_____

WATER:

EXERCISES/ACTIVITIES: _____
_____
_____

SLEEP TIME: _____   WAKE UP TIME: _____

HOW WAS MY DAY? _____
_____

HOW TO MAKE TOMORROW A BETTER DAY? _____
_____

SU MO TU WE TH FR SA   DATE: _____

BREAKFAST:

_____
_____
_____
_____

LUNCH:

_____
_____
_____
_____

DINNER:

_____
_____
_____
_____

SNACKS: FRUITS/VEGGIES:

_____

WATER: ⫷⫷⫷ ———————— ♥ ———————— ⫸⫸⫸

🥤 🥤 🥤 🥤 🥤 🥤 🥤 🥤 🥤 🥤 🥤 🥤 🥤 🥤 🥤 🥤 🥤 🥤 🥤

EXERCISES/ACTIVITIES:

_____
_____
_____

SLEEP TIME: WAKE UP TIME:

HOW WAS MY DAY?

_____

HOW TO MAKE TOMORROW A BETTER DAY?

_____

SU MO TU WE TH FR SA   DATE: _____

BREAKFAST: _____
_____
_____
_____

LUNCH: _____
_____
_____

DINNER: _____
_____
_____

SNACKS: _____   FRUITS/VEGGIES: _____
_____

WATER:

EXERCISES/ACTIVITIES: _____
_____
_____

SLEEP TIME: _____   WAKE UP TIME: _____

HOW WAS MY DAY? _____
_____

HOW TO MAKE TOMORROW A BETTER DAY? _____
_____

SU MO TU WE TH FR SA   DATE: _____

BREAKFAST:

LUNCH:

DINNER:

SNACKS: FRUITS/VEGGIES:

WATER: ❀❀❀❀❀❀❀❀ ←——•ok•——→ ❀❀❀❀❀❀❀❀

EXERCISES/ACTIVITIES:

SLEEP TIME: WAKE UP TIME:

HOW WAS MY DAY?

HOW TO MAKE TOMORROW A BETTER DAY?

U MO TU WE TH FR SA   DATE: _____

BREAKFAST: _____
_____
_____
_____

LUNCH: _____
_____
_____

DINNER: _____
_____
_____

SNACKS: _____ FRUITS/VEGGIES: _____
_____

WATER: «« ———————— ♥ ————————————— »»

EXERCISES/ACTIVITIES: _____
_____
_____

SLEEP TIME: _____ WAKE UP TIME: _____

HOW WAS MY DAY? _____

HOW TO MAKE TOMORROW A BETTER DAY? _____
_____

SU MO TU WE TH FR SA   DATE: _____

BREAKFAST:

_____
_____
_____
_____

LUNCH:

_____
_____
_____
_____

DINNER:

_____
_____
_____
_____

SNACKS: FRUITS/VEGGIES:

_____

WATER: You Can

EXERCISES/ACTIVITIES:

_____
_____

SLEEP TIME: WAKE UP TIME:

HOW WAS MY DAY?

HOW TO MAKE TOMORROW A BETTER DAY?

_____

SU MO TU WE TH FR SA

DATE: _____

BREAKFAST:
_____
_____
_____
_____

LUNCH:
_____
_____
_____
_____

DINNER:
_____
_____
_____
_____

SNACKS: FRUITS/VEGGIES:
_____
_____

WATER: ✿✿✿✿✿✿ ←——•ok•——→ ✿✿✿✿✿✿

EXERCISES/ACTIVITIES:
_____
_____
_____

SLEEP TIME: WAKE UP TIME:

HOW WAS MY DAY?
_____

HOW TO MAKE TOMORROW A BETTER DAY?
_____

SU MO TU WE TH FR SA   DATE: _____

BREAKFAST:
_____
_____
_____

LUNCH:
_____
_____
_____

DINNER:
_____
_____
_____

SNACKS: FRUITS/VEGGIES:
_____

WATER:

EXERCISES/ACTIVITIES:
_____
_____

SLEEP TIME: WAKE UP TIME:

HOW WAS MY DAY?
_____

HOW TO MAKE TOMORROW A BETTER DAY?
_____

U MO TU WE TH FR SA   DATE: _____

BREAKFAST: _____
_____
_____
_____

LUNCH: _____
_____
_____
_____

DINNER: _____
_____
_____
_____

SNACKS: _____   FRUITS/VEGGIES: _____
_____

WATER:

EXERCISES/ACTIVITIES: _____
_____
_____

SLEEP TIME: _____   WAKE UP TIME: _____

HOW WAS MY DAY? _____

HOW TO MAKE TOMORROW A BETTER DAY? _____
_____

SU MO TU WE TH FR SA   DATE: _____

BREAKFAST:
_____
_____
_____

LUNCH:
_____
_____
_____

DINNER:
_____
_____
_____

SNACKS: **FRUITS/VEGGIES:**
_____

WATER:

EXERCISES/ACTIVITIES:
_____
_____

SLEEP TIME: **WAKE UP TIME:**

HOW WAS MY DAY?

HOW TO MAKE TOMORROW A BETTER DAY?
_____

SU MO TU WE TH FR SA   DATE: _____

BREAKFAST:
_____
_____
_____
_____

LUNCH:
_____
_____
_____
_____

DINNER:
_____
_____
_____
_____

SNACKS: **FRUITS/VEGGIES:**
_____
_____

WATER: ‹‹‹ ———————— ♥ ————————————— ›››

EXERCISES/ACTIVITIES:
_____
_____
_____

SLEEP TIME: **WAKE UP TIME:**

HOW WAS MY DAY?
_____

HOW TO MAKE TOMORROW A BETTER DAY?
_____

SU MO TU WE TH FR SA   DATE: _____

BREAKFAST:
_____
_____
_____
_____

LUNCH:
_____
_____
_____
_____

DINNER:
_____
_____
_____
_____

SNACKS: FRUITS/VEGGIES:
_____

WATER:

You Can

EXERCISES/ACTIVITIES:
_____
_____
_____

SLEEP TIME: WAKE UP TIME:

HOW WAS MY DAY?

HOW TO MAKE TOMORROW A BETTER DAY?

U MO TU WE TH FR SA   DATE: _____

REAKFAST:
_____
_____
_____
_____

LUNCH:
_____
_____
_____

DINNER:
_____
_____
_____

SNACKS: **FRUITS/VEGGIES:**
_____
_____

WATER:

EXERCISES/ACTIVITIES:
_____
_____
_____

SLEEP TIME: **WAKE UP TIME:**

HOW WAS MY DAY?
_____

HOW TO MAKE TOMORROW A BETTER DAY?
_____

SU MO TU WE TH FR SA   DATE: _____

BREAKFAST:
_____
_____
_____
_____

LUNCH:
_____
_____
_____
_____

DINNER:
_____
_____
_____
_____

SNACKS: FRUITS/VEGGIES:
_____
_____

WATER:

EXERCISES/ACTIVITIES:
_____
_____
_____

SLEEP TIME: WAKE UP TIME:

HOW WAS MY DAY?

HOW TO MAKE TOMORROW A BETTER DAY?

SU MO TU WE TH FR SA   DATE: _____

BREAKFAST:
_____
_____
_____
_____

LUNCH:
_____
_____
_____

DINNER:
_____
_____
_____

SNACKS: **FRUITS/VEGGIES:**
_____
_____

WATER:

EXERCISES/ACTIVITIES:
_____
_____
_____

SLEEP TIME: **WAKE UP TIME:**

HOW WAS MY DAY?
_____

HOW TO MAKE TOMORROW A BETTER DAY?
_____

SU MO TU WE TH FR SA   DATE: _____

BREAKFAST:
_____
_____
_____

LUNCH:
_____
_____
_____

DINNER:
_____
_____
_____

SNACKS: FRUITS/VEGGIES:
_____

WATER:

EXERCISES/ACTIVITIES:
_____
_____

SLEEP TIME: WAKE UP TIME:

HOW WAS MY DAY?

HOW TO MAKE TOMORROW A BETTER DAY?
_____

SU MO TU WE TH FR SA   DATE: _____

BREAKFAST: _____
_____
_____
_____

LUNCH: _____
_____
_____
_____

DINNER: _____
_____
_____
_____

SNACKS: _____   FRUITS/VEGGIES: _____
_____

WATER: ≪───────────────── ♥ ─────────────────≫≫

EXERCISES/ACTIVITIES: _____
_____
_____
_____

SLEEP TIME: _____   WAKE UP TIME: _____

HOW WAS MY DAY? _____
_____

HOW TO MAKE TOMORROW A BETTER DAY? _____
_____

SU MO TU WE TH FR SA   DATE: _____

BREAKFAST:

_____
_____
_____

LUNCH:

_____
_____
_____

DINNER:

_____
_____
_____

SNACKS: FRUITS/VEGGIES:

_____

WATER:

You Can

EXERCISES/ACTIVITIES:

_____
_____

SLEEP TIME: WAKE UP TIME:

HOW WAS MY DAY?

HOW TO MAKE TOMORROW A BETTER DAY?

U MO TU WE TH FR SA   DATE: _____

BREAKFAST: _____
_____
_____
_____

LUNCH: _____
_____
_____

DINNER: _____
_____
_____

SNACKS: _____   FRUITS/VEGGIES: _____
_____

WATER:

EXERCISES/ACTIVITIES: _____
_____
_____

SLEEP TIME: _____   WAKE UP TIME: _____

HOW WAS MY DAY? _____

HOW TO MAKE TOMORROW A BETTER DAY? _____

SU MO TU WE TH FR SA   DATE: _____

BREAKFAST:
_____
_____
_____
_____

LUNCH:
_____
_____
_____
_____

DINNER:
_____
_____
_____
_____

SNACKS: FRUITS/VEGGIES:
_____

WATER:

EXERCISES/ACTIVITIES:
_____
_____
_____

SLEEP TIME: **WAKE UP TIME:**

HOW WAS MY DAY?

HOW TO MAKE TOMORROW A BETTER DAY?
_____

SU MO TU WE TH FR SA   DATE: _____

BREAKFAST: _____
_____
_____
_____

LUNCH: _____
_____
_____
_____

DINNER: _____
_____
_____
_____

SNACKS: _____   **FRUITS/VEGGIES:** _____
_____

WATER:

You Can

EXERCISES/ACTIVITIES: _____
_____
_____

SLEEP TIME: _____   **WAKE UP TIME:** _____

HOW WAS MY DAY? _____

HOW TO MAKE TOMORROW A BETTER DAY? _____

SU MO TU WE TH FR SA   DATE: _____

BREAKFAST:
_____
_____
_____

LUNCH:
_____
_____
_____

DINNER:
_____
_____
_____

SNACKS: **FRUITS/VEGGIES:**
_____

WATER:

EXERCISES/ACTIVITIES:
_____
_____

SLEEP TIME: **WAKE UP TIME:**

HOW WAS MY DAY?
_____

HOW TO MAKE TOMORROW A BETTER DAY?
_____

SU MO TU WE TH FR SA   DATE: _____

BREAKFAST:
_____
_____
_____
_____

LUNCH:
_____
_____
_____
_____

DINNER:
_____
_____
_____

SNACKS: **FRUITS/VEGGIES:**
_____
_____

WATER: ⋘————————————— ❤ —————————————⋙

EXERCISES/ACTIVITIES:
_____
_____
_____

SLEEP TIME: **WAKE UP TIME:**

HOW WAS MY DAY?
_____

HOW TO MAKE TOMORROW A BETTER DAY?
_____
_____

SU MO TU WE TH FR SA   DATE: _____

BREAKFAST:
_____
_____
_____
_____

LUNCH:
_____
_____
_____
_____

DINNER:
_____
_____
_____
_____

SNACKS: FRUITS/VEGGIES:
_____

WATER:

You Can

EXERCISES/ACTIVITIES:
_____
_____
_____

SLEEP TIME: WAKE UP TIME:

HOW WAS MY DAY?
_____

HOW TO MAKE TOMORROW A BETTER DAY?
_____

SU MO TU WE TH FR SA   DATE: _____

BREAKFAST: _____

_____

_____

_____

LUNCH: _____

_____

_____

_____

DINNER: _____

_____

_____

_____

SNACKS: _____ FRUITS/VEGGIES: _____

_____

WATER:

EXERCISES/ACTIVITIES: _____

_____

_____

SLEEP TIME: _____ WAKE UP TIME: _____

HOW WAS MY DAY? _____

_____

HOW TO MAKE TOMORROW A BETTER DAY? _____

_____

SU MO TU WE TH FR SA   DATE: _____

BREAKFAST:
_____
_____
_____
_____

LUNCH:
_____
_____
_____

DINNER:
_____
_____
_____

SNACKS: **FRUITS/VEGGIES:**
_____

WATER: ⟪⟪───────────── ♥ ─────────────⟫⟫

EXERCISES/ACTIVITIES:
_____
_____

SLEEP TIME: _____   WAKE UP TIME: _____

HOW WAS MY DAY?
_____

HOW TO MAKE TOMORROW A BETTER DAY?
_____

SU MO TU WE TH FR SA   DATE: _____

BREAKFAST:
_____
_____
_____
_____

LUNCH:
_____
_____
_____
_____

DINNER:
_____
_____
_____
_____

SNACKS: **FRUITS/VEGGIES:**
_____
_____

WATER:

You Can

EXERCISES/ACTIVITIES:
_____
_____
_____

SLEEP TIME: **WAKE UP TIME:**

HOW WAS MY DAY? _____

HOW TO MAKE TOMORROW A BETTER DAY? _____
_____

SU MO TU WE TH FR SA   DATE: _____

BREAKFAST:
_____
_____
_____
_____

LUNCH:
_____
_____
_____
_____

DINNER:
_____
_____
_____
_____

SNACKS: FRUITS/VEGGIES:
_____

WATER:

EXERCISES/ACTIVITIES:
_____
_____

SLEEP TIME: WAKE UP TIME:

HOW WAS MY DAY?
_____

HOW TO MAKE TOMORROW A BETTER DAY?
_____

SU MO TU WE TH FR SA   DATE: _____

BREAKFAST:
_____
_____
_____
_____

LUNCH:
_____
_____
_____
_____

DINNER:
_____
_____
_____
_____

SNACKS: FRUITS/VEGGIES:
_____

WATER: ⟨⟨⟨ ———————————— ♥ ———————————— ⟩⟩⟩

EXERCISES/ACTIVITIES:
_____
_____
_____

SLEEP TIME: WAKE UP TIME:

HOW WAS MY DAY? _____

HOW TO MAKE TOMORROW A BETTER DAY?
_____

SU MO TU WE TH FR SA   DATE: _____

BREAKFAST:
_____
_____
_____
_____

LUNCH:
_____
_____
_____
_____

DINNER:
_____
_____
_____
_____

SNACKS: FRUITS/VEGGIES:
_____

WATER:

You Can

EXERCISES/ACTIVITIES:
_____
_____

SLEEP TIME: WAKE UP TIME:

HOW WAS MY DAY?

HOW TO MAKE TOMORROW A BETTER DAY?
_____

SU MO TU WE TH FR SA   DATE: _____

BREAKFAST: _____
_____
_____
_____

LUNCH: _____
_____
_____
_____

DINNER: _____
_____
_____

SNACKS: _____   FRUITS/VEGGIES: _____
_____

WATER: ⤙✿✿✿✿ ⟵•ok•⟶ ✿✿✿✿✿⤚

EXERCISES/ACTIVITIES: _____
_____
_____

SLEEP TIME: _____   WAKE UP TIME: _____

HOW WAS MY DAY? _____
_____

HOW TO MAKE TOMORROW A BETTER DAY? _____
_____

SU MO TU WE TH FR SA   DATE: _____

BREAKFAST:
_____
_____
_____
_____

LUNCH:
_____
_____
_____
_____

DINNER:
_____
_____
_____
_____

SNACKS: FRUITS/VEGGIES:
_____

WATER:

EXERCISES/ACTIVITIES:
_____
_____
_____

SLEEP TIME: WAKE UP TIME:

HOW WAS MY DAY?
_____

HOW TO MAKE TOMORROW A BETTER DAY?
_____

SU MO TU WE TH FR SA   DATE: _____

BREAKFAST:
_____
_____
_____
_____

LUNCH:
_____
_____
_____
_____

DINNER:
_____
_____
_____
_____

SNACKS: **FRUITS/VEGGIES:**
_____
_____

WATER:

EXERCISES/ACTIVITIES:
_____
_____
_____

SLEEP TIME: **WAKE UP TIME:**

HOW WAS MY DAY?
_____

HOW TO MAKE TOMORROW A BETTER DAY?
_____

SU MO TU WE TH FR SA   DATE: _____

BREAKFAST:
_____
_____
_____
_____

LUNCH:
_____
_____
_____
_____

DINNER:
_____
_____
_____
_____

SNACKS: FRUITS/VEGGIES:
_____

WATER:

EXERCISES/ACTIVITIES:
_____
_____
_____

SLEEP TIME: WAKE UP TIME:

HOW WAS MY DAY?
_____

HOW TO MAKE TOMORROW A BETTER DAY?
_____

SU MO TU WE TH FR SA   DATE: _____

BREAKFAST: _____
_____
_____
_____

LUNCH: _____
_____
_____
_____

DINNER: _____
_____
_____
_____

SNACKS: _____ FRUITS/VEGGIES: _____
_____

WATER: ⫷⫷⫷ ———————————— ♥ ———————————————— ⫸⫸⫸

EXERCISES/ACTIVITIES: _____
_____
_____

SLEEP TIME: _____ WAKE UP TIME: _____

HOW WAS MY DAY? _____

HOW TO MAKE TOMORROW A BETTER DAY? _____
_____

SU MO TU WE TH FR SA   DATE: _____

BREAKFAST:
_____
_____
_____
_____

LUNCH:
_____
_____
_____
_____

DINNER:
_____
_____
_____
_____

SNACKS: FRUITS/VEGGIES:
_____

WATER:

EXERCISES/ACTIVITIES:
_____
_____

SLEEP TIME: WAKE UP TIME:

HOW WAS MY DAY?

HOW TO MAKE TOMORROW A BETTER DAY?

SU MO TU WE TH FR SA

DATE: _____

BREAKFAST:
_____
_____
_____

LUNCH:
_____
_____
_____

DINNER:
_____
_____
_____

SNACKS: **FRUITS/VEGGIES:**
_____

WATER: ·ok·
_____

EXERCISES/ACTIVITIES:
_____
_____

SLEEP TIME: **WAKE UP TIME:**

HOW WAS MY DAY?
_____

HOW TO MAKE TOMORROW A BETTER DAY?
_____

SU MO TU WE TH FR SA   DATE: _____

BREAKFAST:
_____
_____
_____
_____

LUNCH:
_____
_____
_____
_____

DINNER:
_____
_____
_____
_____

SNACKS: FRUITS/VEGGIES:
_____

WATER: ⟪⟪⟪━━━━━━━━━━━━━━━━━━━✦♥✦━━━━━━━━━━━━━━━⟫⟫⟫

EXERCISES/ACTIVITIES:
_____
_____

SLEEP TIME: WAKE UP TIME:

HOW WAS MY DAY?
_____

HOW TO MAKE TOMORROW A BETTER DAY?
_____

SU MO TU WE TH FR SA   DATE: _____

BREAKFAST:
_____
_____
_____

LUNCH:
_____
_____
_____

DINNER:
_____
_____
_____

SNACKS: FRUITS/VEGGIES:
_____

WATER: You Can

EXERCISES/ACTIVITIES:
_____
_____
_____

SLEEP TIME: WAKE UP TIME:

HOW WAS MY DAY?
_____

HOW TO MAKE TOMORROW A BETTER DAY?
_____

SU MO TU WE TH FR SA   DATE: _____

BREAKFAST:
_____
_____
_____

LUNCH:
_____
_____
_____

DINNER:
_____
_____
_____

SNACKS: **FRUITS/VEGGIES:**
_____

WATER: ⟿⟿⟿⟿ ← •ok• → ⟿⟿⟿⟿

🥛🥛 🥛🥛 🥛🥛 🥛🥛 🥛🥛 🥛🥛 🥛🥛 🥛🥛 🥛🥛 🥛🥛

EXERCISES/ACTIVITIES:
_____
_____

SLEEP TIME: **WAKE UP TIME:**

HOW WAS MY DAY?
_____

HOW TO MAKE TOMORROW A BETTER DAY?
_____

U MO TU WE TH FR SA   DATE: _____

BREAKFAST:

_____
_____
_____
_____

LUNCH:

_____
_____
_____
_____

DINNER:

_____
_____
_____
_____

SNACKS: **FRUITS/VEGGIES:**

_____
_____

WATER:

EXERCISES/ACTIVITIES:

_____
_____
_____

SLEEP TIME: **WAKE UP TIME:**

HOW WAS MY DAY?
_____

HOW TO MAKE TOMORROW A BETTER DAY?
_____
_____

SU MO TU WE TH FR SA   DATE: _____

BREAKFAST:
_____
_____
_____
_____

LUNCH:
_____
_____
_____
_____

DINNER:
_____
_____
_____
_____

SNACKS: FRUITS/VEGGIES:
_____

WATER:

EXERCISES/ACTIVITIES:
_____
_____
_____

SLEEP TIME: WAKE UP TIME:

HOW WAS MY DAY?
_____

HOW TO MAKE TOMORROW A BETTER DAY?
_____

SU MO TU WE TH FR SA   DATE: _____

BREAKFAST:

_____

_____

_____

LUNCH:

_____

_____

_____

DINNER:

_____

_____

_____

SNACKS: **FRUITS/VEGGIES:**

_____

WATER:

EXERCISES/ACTIVITIES:

_____

_____

SLEEP TIME: **WAKE UP TIME:**

HOW WAS MY DAY?

_____

HOW TO MAKE TOMORROW A BETTER DAY?

_____

SU MO TU WE TH FR SA   DATE: _____

BREAKFAST:
_____
_____
_____

LUNCH:
_____
_____
_____

DINNER:
_____
_____
_____

SNACKS: FRUITS/VEGGIES:
_____

WATER:

EXERCISES/ACTIVITIES:
_____
_____

SLEEP TIME: WAKE UP TIME:

HOW WAS MY DAY?
_____

HOW TO MAKE TOMORROW A BETTER DAY?
_____

SU MO TU WE TH FR SA   DATE: _____

BREAKFAST:
_____
_____
_____
_____

LUNCH:
_____
_____
_____
_____

DINNER:
_____
_____
_____
_____

SNACKS: **FRUITS/VEGGIES:**
_____

WATER:

EXERCISES/ACTIVITIES:
_____
_____
_____

SLEEP TIME: **WAKE UP TIME:**

HOW WAS MY DAY?
_____

HOW TO MAKE TOMORROW A BETTER DAY?
_____

SU MO TU WE TH FR SA   DATE: _____

BREAKFAST:

LUNCH:

DINNER:

SNACKS: FRUITS/VEGGIES:

WATER: 🥤🥤🥤🥤🥤🥤🥤🥤🥤🥤🥤🥤🥤🥤🥤🥤🥤🥤

EXERCISES/ACTIVITIES:

SLEEP TIME: WAKE UP TIME:

HOW WAS MY DAY?

HOW TO MAKE TOMORROW A BETTER DAY?

SU MO TU WE TH FR SA   DATE: _____

BREAKFAST:

_____
_____
_____

LUNCH:

_____
_____
_____

DINNER:

_____
_____
_____

SNACKS: FRUITS/VEGGIES:

_____

WATER: ⋘——————————————— ♥ ———————————————⟫

🥤 🥤 🥤 🥤 🥤 🥤 🥤 🥤 🥤 🥤 🥤 🥤 🥤 🥤 🥤 🥤 🥤 🥤

EXERCISES/ACTIVITIES:

_____
_____

SLEEP TIME: WAKE UP TIME:

HOW WAS MY DAY?
_____

HOW TO MAKE TOMORROW A BETTER DAY?
_____

SU MO TU WE TH FR SA   DATE: _____

BREAKFAST:

_____
_____
_____
_____

LUNCH:

_____
_____
_____
_____

DINNER:

_____
_____
_____
_____

SNACKS: FRUITS/VEGGIES:

_____

WATER:

You Can

EXERCISES/ACTIVITIES:

_____
_____
_____

SLEEP TIME: WAKE UP TIME:

HOW WAS MY DAY?

_____

HOW TO MAKE TOMORROW A BETTER DAY?

_____

SU MO TU WE TH FR SA   DATE: _____

BREAKFAST:
_____
_____
_____
_____

LUNCH:
_____
_____
_____
_____

DINNER:
_____
_____
_____
_____

SNACKS: **FRUITS/VEGGIES:**
_____

WATER:

EXERCISES/ACTIVITIES:
_____
_____
_____

SLEEP TIME: **WAKE UP TIME:**

HOW WAS MY DAY?
_____

HOW TO MAKE TOMORROW A BETTER DAY?
_____

SU MO TU WE TH FR SA   DATE: _____

BREAKFAST:

_____

_____

_____

_____

LUNCH:

_____

_____

_____

_____

DINNER:

_____

_____

_____

_____

SNACKS: FRUITS/VEGGIES:

_____

WATER: ⫷⫷⫷ ————————— ♥ ————————— ⫸⫸⫸

EXERCISES/ACTIVITIES:

_____

_____

_____

SLEEP TIME: **WAKE UP TIME:**

HOW WAS MY DAY?

HOW TO MAKE TOMORROW A BETTER DAY?

_____

SU MO TU WE TH FR SA   DATE: _____

BREAKFAST:

_____

_____

_____

_____

LUNCH:

_____

_____

_____

_____

DINNER:

_____

_____

_____

_____

SNACKS: **FRUITS/VEGGIES:**

_____

WATER:

EXERCISES/ACTIVITIES:

_____

_____

_____

SLEEP TIME: **WAKE UP TIME:**

HOW WAS MY DAY?

_____

HOW TO MAKE TOMORROW A BETTER DAY?

_____

SU MO TU WE TH FR SA   DATE: _____

BREAKFAST:

_____
_____
_____

LUNCH:

_____
_____
_____

DINNER:

_____
_____
_____

SNACKS: **FRUITS/VEGGIES:**

_____

WATER:

EXERCISES/ACTIVITIES:

_____
_____

SLEEP TIME: **WAKE UP TIME:**

HOW WAS MY DAY?

HOW TO MAKE TOMORROW A BETTER DAY?

_____

SU MO TU WE TH FR SA   DATE: _____

BREAKFAST:

_____
_____
_____
_____

LUNCH:

_____
_____
_____
_____

DINNER:

_____
_____
_____
_____

SNACKS: FRUITS/VEGGIES:

_____

WATER:

EXERCISES/ACTIVITIES:

_____
_____
_____

SLEEP TIME: WAKE UP TIME:

HOW WAS MY DAY?

HOW TO MAKE TOMORROW A BETTER DAY?

SU MO TU WE TH FR SA   DATE: _____

BREAKFAST:

_____

_____

_____

_____

LUNCH:

_____

_____

_____

_____

DINNER:

_____

_____

_____

_____

SNACKS: FRUITS/VEGGIES:

_____

WATER:

You Can

EXERCISES/ACTIVITIES:

_____

_____

_____

SLEEP TIME: **WAKE UP TIME:**

HOW WAS MY DAY?

_____

HOW TO MAKE TOMORROW A BETTER DAY?

_____

SU MO TU WE TH FR SA   DATE: _____

BREAKFAST:
_____
_____
_____
_____

LUNCH:
_____
_____
_____
_____

DINNER:
_____
_____
_____
_____

SNACKS: **FRUITS/VEGGIES:**
_____

WATER:

EXERCISES/ACTIVITIES:
_____
_____

SLEEP TIME: **WAKE UP TIME:**

HOW WAS MY DAY?
_____

HOW TO MAKE TOMORROW A BETTER DAY?
_____

SU MO TU WE TH FR SA   DATE: _____

BREAKFAST:
_____
_____
_____
_____

LUNCH:
_____
_____
_____
_____

DINNER:
_____
_____
_____
_____

SNACKS: FRUITS/VEGGIES:
_____
_____

WATER:

EXERCISES/ACTIVITIES:
_____
_____
_____

SLEEP TIME: **WAKE UP TIME:**

HOW WAS MY DAY?
_____

HOW TO MAKE TOMORROW A BETTER DAY?
_____

SU MO TU WE TH FR SA   DATE: _____

BREAKFAST:

_____
_____
_____
_____

LUNCH:

_____
_____
_____
_____

DINNER:

_____
_____
_____
_____

SNACKS: **FRUITS/VEGGIES:**

_____

WATER:

You Can

EXERCISES/ACTIVITIES:

_____
_____
_____

SLEEP TIME: **WAKE UP TIME:**

HOW WAS MY DAY?

_____

HOW TO MAKE TOMORROW A BETTER DAY?

_____

SU MO TU WE TH FR SA   DATE: _____

BREAKFAST:

_____
_____
_____

LUNCH:

_____
_____
_____

DINNER:

_____
_____
_____

SNACKS: FRUITS/VEGGIES:

_____

WATER:

EXERCISES/ACTIVITIES:

_____
_____

SLEEP TIME: WAKE UP TIME:

HOW WAS MY DAY?

HOW TO MAKE TOMORROW A BETTER DAY?

SU MO TU WE TH FR SA   DATE: _____

BREAKFAST:

_____
_____
_____

LUNCH:

_____
_____
_____

DINNER:

_____
_____
_____

SNACKS: **FRUITS/VEGGIES:**

_____

WATER: ⫷⫷⫷ ＜＜＜＜＜＜＜＜ ♥ ＞＞＞＞＞＞＞＞ ⫸⫸⫸

EXERCISES/ACTIVITIES:

_____
_____

SLEEP TIME: **WAKE UP TIME:**

HOW WAS MY DAY?

_____

HOW TO MAKE TOMORROW A BETTER DAY?

_____

SU MO TU WE TH FR SA   DATE: _____

BREAKFAST:
_____
_____
_____

LUNCH:
_____
_____
_____

DINNER:
_____
_____
_____

SNACKS: **FRUITS/VEGGIES:**
_____

WATER:

EXERCISES/ACTIVITIES:
_____
_____

SLEEP TIME: **WAKE UP TIME:**

HOW WAS MY DAY?
_____

HOW TO MAKE TOMORROW A BETTER DAY?
_____

SU MO TU WE TH FR SA

DATE: _____

BREAKFAST:
_____
_____
_____

LUNCH:
_____
_____
_____

DINNER:
_____
_____
_____

SNACKS: **FRUITS/VEGGIES:**
_____

WATER:

EXERCISES/ACTIVITIES:
_____
_____

SLEEP TIME: **WAKE UP TIME:**

HOW WAS MY DAY?
_____

HOW TO MAKE TOMORROW A BETTER DAY?
_____
_____

SU MO TU WE TH FR SA   DATE: _____

BREAKFAST:

_____
_____
_____
_____

LUNCH:

_____
_____
_____
_____

DINNER:

_____
_____
_____
_____

SNACKS: FRUITS/VEGGIES:

_____

WATER: ≪───────────── ♥ ─────────────≫

EXERCISES/ACTIVITIES:

_____
_____
_____

SLEEP TIME: **WAKE UP TIME:**

HOW WAS MY DAY?

HOW TO MAKE TOMORROW A BETTER DAY?

SU MO TU WE TH FR SA   DATE: _____

BREAKFAST:

_____
_____
_____
_____

LUNCH:

_____
_____
_____
_____

DINNER:

_____
_____
_____
_____

SNACKS: **FRUITS/VEGGIES:**

_____

WATER:

EXERCISES/ACTIVITIES:

_____
_____
_____

SLEEP TIME: **WAKE UP TIME:**

HOW WAS MY DAY?

_____

HOW TO MAKE TOMORROW A BETTER DAY?

_____

SU MO TU WE TH FR SA

DATE: _____

BREAKFAST:

_____

_____

_____

_____

LUNCH:

_____

_____

_____

_____

DINNER:

_____

_____

_____

_____

SNACKS: **FRUITS/VEGGIES:**

_____

WATER:

EXERCISES/ACTIVITIES:

_____

_____

SLEEP TIME: **WAKE UP TIME:**

HOW WAS MY DAY?

_____

HOW TO MAKE TOMORROW A BETTER DAY?

_____

SU MO TU WE TH FR SA   DATE: _____

BREAKFAST:
_____
_____
_____
_____

LUNCH:
_____
_____
_____
_____

DINNER:
_____
_____
_____
_____

SNACKS: **FRUITS/VEGGIES:**
_____
_____

WATER:

EXERCISES/ACTIVITIES:
_____
_____
_____

SLEEP TIME: **WAKE UP TIME:**

HOW WAS MY DAY?
_____

HOW TO MAKE TOMORROW A BETTER DAY?
_____
_____

SU MO TU WE TH FR SA   DATE: _____

BREAKFAST:

_____
_____
_____
_____

LUNCH:

_____
_____
_____
_____

DINNER:

_____
_____
_____
_____

SNACKS: **FRUITS/VEGGIES:**

_____

WATER: You Can

EXERCISES/ACTIVITIES:

_____
_____
_____

SLEEP TIME: **WAKE UP TIME:**

HOW WAS MY DAY?

_____

HOW TO MAKE TOMORROW A BETTER DAY?

_____

SU MO TU WE TH FR SA   DATE: _____

BREAKFAST:
_____
_____
_____
_____

LUNCH:
_____
_____
_____
_____

DINNER:
_____
_____
_____
_____

SNACKS: **FRUITS/VEGGIES:**
_____

WATER:

EXERCISES/ACTIVITIES:
_____
_____
_____

SLEEP TIME: **WAKE UP TIME:**

HOW WAS MY DAY?
_____

HOW TO MAKE TOMORROW A BETTER DAY?
_____

SU MO TU WE TH FR SA   DATE: _____

BREAKFAST:

_____
_____
_____
_____

LUNCH:

_____
_____
_____
_____

DINNER:

_____
_____
_____
_____

SNACKS: **FRUITS/VEGGIES:**

_____

WATER: «««———————————— ♥ ————————————»»»

EXERCISES/ACTIVITIES:

_____
_____

SLEEP TIME: **WAKE UP TIME:**

HOW WAS MY DAY?

_____

HOW TO MAKE TOMORROW A BETTER DAY?

_____

SU MO TU WE TH FR SA   DATE: _____

BREAKFAST:
_____
_____
_____
_____

LUNCH:
_____
_____
_____
_____

DINNER:
_____
_____
_____
_____

SNACKS: **FRUITS/VEGGIES:**
_____

WATER:

EXERCISES/ACTIVITIES:
_____
_____
_____

SLEEP TIME: **WAKE UP TIME:**

HOW WAS MY DAY?
_____

OW TO MAKE TOMORROW A BETTER DAY?
_____
_____

SU MO TU WE TH FR SA   DATE: _____

BREAKFAST:

_____
_____
_____

LUNCH:

_____
_____
_____

DINNER:

_____
_____
_____

SNACKS: FRUITS/VEGGIES:

_____

WATER:

EXERCISES/ACTIVITIES:

_____
_____

SLEEP TIME: WAKE UP TIME:

HOW WAS MY DAY?

_____

HOW TO MAKE TOMORROW A BETTER DAY?

_____

SU MO TU WE TH FR SA   DATE: _____

BREAKFAST:
_____
_____
_____
_____

LUNCH:
_____
_____
_____
_____

DINNER:
_____
_____
_____
_____

SNACKS: **FRUITS/VEGGIES:**
_____

WATER:

EXERCISES/ACTIVITIES:
_____
_____
_____

SLEEP TIME: **WAKE UP TIME:**

HOW WAS MY DAY?
_____

HOW TO MAKE TOMORROW A BETTER DAY?
_____

SU MO TU WE TH FR SA   DATE: _____

BREAKFAST:

_____
_____
_____
_____

LUNCH:

_____
_____
_____
_____

DINNER:

_____
_____
_____
_____

SNACKS: **FRUITS/VEGGIES:**

_____

WATER:

EXERCISES/ACTIVITIES:

_____
_____
_____

SLEEP TIME: **WAKE UP TIME:**

HOW WAS MY DAY?
_____

HOW TO MAKE TOMORROW A BETTER DAY?
_____

SU MO TU WE TH FR SA   DATE: _____

BREAKFAST: _____
_____
_____
_____

LUNCH: _____
_____
_____
_____

DINNER: _____
_____
_____
_____

SNACKS: _____   **FRUITS/VEGGIES:** _____
_____

WATER:

EXERCISES/ACTIVITIES: _____
_____
_____
_____

SLEEP TIME: _____   **WAKE UP TIME:** _____

HOW WAS MY DAY? _____
_____

HOW TO MAKE TOMORROW A BETTER DAY? _____
_____

SU MO TU WE TH FR SA   DATE: _____

BREAKFAST:
_____
_____
_____
_____

LUNCH:
_____
_____
_____
_____

DINNER:
_____
_____
_____
_____

SNACKS: FRUITS/VEGGIES:
_____

WATER: ≪———————————— ♥ ————————————≫

EXERCISES/ACTIVITIES:
_____
_____
_____

SLEEP TIME: WAKE UP TIME:

HOW WAS MY DAY?
_____

HOW TO MAKE TOMORROW A BETTER DAY?
_____

SU MO TU WE TH FR SA   DATE: _____

BREAKFAST:
_____
_____
_____
_____

LUNCH:
_____
_____
_____
_____

DINNER:
_____
_____
_____
_____

SNACKS: **FRUITS/VEGGIES:**
_____
_____

WATER:

EXERCISES/ACTIVITIES:
_____
_____
_____

SLEEP TIME: **WAKE UP TIME:**

HOW WAS MY DAY?
_____

HOW TO MAKE TOMORROW A BETTER DAY?
_____

SU MO TU WE TH FR SA   DATE: _____

BREAKFAST:
_____
_____
_____

LUNCH:
_____
_____
_____

DINNER:
_____
_____
_____

SNACKS: _____ FRUITS/VEGGIES: _____
_____

WATER:

EXERCISES/ACTIVITIES:
_____
_____

SLEEP TIME: _____ WAKE UP TIME: _____

HOW WAS MY DAY?
_____

HOW TO MAKE TOMORROW A BETTER DAY?
_____

SU MO TU WE TH FR SA   DATE: _____

BREAKFAST:
_____
_____
_____
_____

LUNCH:
_____
_____
_____
_____

DINNER:
_____
_____
_____
_____

SNACKS: **FRUITS/VEGGIES:**
_____
_____

WATER: <<< ———————————— ♥ ———————————— >>>

EXERCISES/ACTIVITIES:
_____
_____
_____

SLEEP TIME: **WAKE UP TIME:**

HOW WAS MY DAY?
_____

HOW TO MAKE TOMORROW A BETTER DAY?
_____

SU MO TU WE TH FR SA   DATE: _____

BREAKFAST:

_____
_____
_____
_____

LUNCH:

_____
_____
_____
_____

DINNER:

_____
_____
_____
_____

SNACKS: FRUITS/VEGGIES:

_____

WATER: You Can

EXERCISES/ACTIVITIES:

_____
_____
_____

SLEEP TIME: WAKE UP TIME:

HOW WAS MY DAY?
_____

HOW TO MAKE TOMORROW A BETTER DAY?
_____

SU MO TU WE TH FR SA   DATE: _____

BREAKFAST:
_____
_____
_____
_____

LUNCH:
_____
_____
_____
_____

DINNER:
_____
_____
_____
_____

SNACKS: **FRUITS/VEGGIES:**
_____
_____

WATER:

EXERCISES/ACTIVITIES:
_____
_____
_____

SLEEP TIME: **WAKE UP TIME:**
_____

HOW WAS MY DAY?
_____

HOW TO MAKE TOMORROW A BETTER DAY?
_____
_____

SU MO TU WE TH FR SA   DATE: _____

BREAKFAST:

_____

_____

_____

LUNCH:

_____

_____

_____

DINNER:

_____

_____

_____

SNACKS: **FRUITS/VEGGIES:**

_____

WATER: ⫷⫷⫷ ———————————— ♥ ———————————— ⫸⫸⫸

EXERCISES/ACTIVITIES:

_____

_____

SLEEP TIME: **WAKE UP TIME:**

HOW WAS MY DAY?

_____

HOW TO MAKE TOMORROW A BETTER DAY?

_____

SU MO TU WE TH FR SA   DATE: _____

BREAKFAST:

_____

_____

_____

LUNCH:

_____

_____

_____

DINNER:

_____

_____

_____

SNACKS: **FRUITS/VEGGIES:**

_____

WATER:

EXERCISES/ACTIVITIES:

_____

_____

SLEEP TIME: **WAKE UP TIME:**

HOW WAS MY DAY?

_____

OW TO MAKE TOMORROW A BETTER DAY?

_____

SU MO TU WE TH FR SA   DATE: _____

BREAKFAST:

_____
_____
_____
_____

LUNCH:

_____
_____
_____
_____

DINNER:

_____
_____
_____
_____

SNACKS: FRUITS/VEGGIES:

_____

WATER:

EXERCISES/ACTIVITIES:

_____
_____
_____

SLEEP TIME: **WAKE UP TIME:**

HOW WAS MY DAY?
_____

HOW TO MAKE TOMORROW A BETTER DAY?
_____

SU MO TU WE TH FR SA   DATE: _____

BREAKFAST:

_____

_____

_____

LUNCH:

_____

_____

_____

DINNER:

_____

_____

_____

SNACKS: **FRUITS/VEGGIES:**

_____

WATER: <<< ———————————— ♥ ———————————— >>>

🥤 🥤 🥤 🥤 🥤 🥤 🥤 🥤 🥤 🥤 🥤 🥤 🥤 🥤 🥤 🥤 🥤 🥤

EXERCISES/ACTIVITIES:

_____

_____

_____

SLEEP TIME: **WAKE UP TIME:**

HOW WAS MY DAY?

_____

HOW TO MAKE TOMORROW A BETTER DAY?

_____

_____

SU MO TU WE TH FR SA   DATE: _____

BREAKFAST:
_____
_____
_____
_____

LUNCH:
_____
_____
_____
_____

DINNER:
_____
_____
_____
_____

SNACKS: **FRUITS/VEGGIES:**
_____

WATER: You Can

EXERCISES/ACTIVITIES:
_____
_____
_____

SLEEP TIME: **WAKE UP TIME:**

HOW WAS MY DAY?
_____

HOW TO MAKE TOMORROW A BETTER DAY?
_____

SU MO TU WE TH FR SA   DATE: _____

BREAKFAST:

_____

_____

_____

LUNCH:

_____

_____

_____

DINNER:

_____

_____

_____

SNACKS: **FRUITS/VEGGIES:**

_____

WATER:

EXERCISES/ACTIVITIES:

_____

_____

SLEEP TIME: **WAKE UP TIME:**

HOW WAS MY DAY?

HOW TO MAKE TOMORROW A BETTER DAY?

_____

NOTE & IDEA

Made in United States
Orlando, FL
06 January 2023

28316814R00057